RECHERCHES

SUR

LES PROPRIÉTÉS MÉDICALES

DU CHARBON DE BOIS,

ET RÉSULTATS OBTENUS;

Par J. F. PALMAN,

Docteur en Médecine.

Experientia docet.

A PARIS,

CHEZ GABON, LIBRAIRE,

Rue de l'École-de-Médecine, n°. 10;

A Montpellier, chez le même Libraire, Grand'Rue;

Et à Bruxelles, au Dépôt Général de Librairie médicale française.

1829.

RECHERCHES

SUR

LES PROPRIÉTÉS MÉDICALES

DU CHARBON DE BOIS.

RECHERCHES

SUR

LES PROPRIÉTÉS MÉDICALES

DU CHARBON DE BOIS,

ET RÉSULTATS OBTENUS;

Par J. F. PALMAN,

Docteur en Médecine.

Experientia docet.

A PARIS,

CHEZ GABON, LIBRAIRE,

Rue de l'École-de-Médecine, n°. 10;

A Montpellier, chez le même Libraire, Grand'Rue;

Et à Bruxelles, au Dépôt Général de Librairie médicale française.

1829.

INTRODUCTION.

Dans ses recherches, l'auteur est parvenu successivement, par l'observation, à la découverte de propriétés médicales surprenantes du charbon de bois, peu employé ou presque inusité jusqu'à ce jour en médecine. Les résultats qu'il a obtenus placent le charbon de bois au rang des médicamens les plus utiles et les plus efficaces, démontrent l'évidence de ses propriétés médicales, et leurs succès dans des cas variés et graves, contre lesquels le talent des médecins avait jusqu'à nos jours souvent échoué.

Les expériences faites à l'hôpital principal de la marine, au port de Brest, l'année 1800, sur les propriétés désinfectantes et conservatrices du charbon, fixèrent son attention, et ne furent pas perdues de vue, un an après, dans un cas de gangrène fort étendue qui se présenta. Elles le portèrent à penser que le charbon eût pu, par son application, produire l'effet qu'il désirait; et par le succès heureux de cette application, le cancer ulcéré au sein lui inspira bientôt une semblable entreprise. Sa propriété calmante sur cet ulcère douloureux l'amena dans la suite à s'en servir contre la goutte et le rhumatisme. Sa vertu évidemment tonique, reconnue dans l'épreuve faite sur lui-même pour la goutte, le conduisit à l'appliquer dans la faiblesse de certains organes; et celle des organes de la génération fut la première qui l'engagea à s'en servir. Divers modes de son application dans diverses affections lui découvrirent sa vertu emménagogue; et chaque nouvelle épreuve lui fit connaître pour ainsi dire une nouvelle propriété. Son action évidente sur le système nerveux en général et en particulier lui suggéra l'idée de l'employer dans l'amaurose ou goutte sereine, dans certaines paralysies, dans la léthargie, etc., et toute épreuve fut couronnée d'un plein succès.

La diversité des observations recueillies et données comme preuves des propriétés du charbon, présente la conviction d'une expérience qui n'est nullement capable d'en imposer, et qui n'est pas trompeuse, comme le dit Hippocrate dans un de ses aphorismes; où les seuls efforts de la nature, triomphant dans les mêmes maladies, ont fait supposer de l'action à la nullité d'un remède employé dans la même cause.

Ce ne sont pas les mêmes maladies plusieurs fois traitées de la même manière, par les mêmes moyens, malgré la nullité de leur action, et toujours guéries par la force salutaire de la nature ; ce sont des maladies différentes guéries par l'action évidente du même remède, là où échouait la nature abandonnée à elle-même.

Plusieurs expériences parlent comme preuves concluantes en faveur du médicament indiqué. Des propriétés de la plus haute importance, qui ne peuvent être produites d'une manière aussi certaine par aucune autre substance connue en matière médicale, se montrent ici en tout leur jour.

TABLEAU

DES

PROPRIÉTÉS MÉDICALES DU CHARBON DE BOIS,

FONDÉES D'UNE MANIÈRE IRRÉCUSABLE SUR L'EXPÉRIENCE.

Cas dans lesquels leur Efficacité est démontrée.

RECHERCHES

SUR

LES PROPRIÉTÉS MÉDICALES

DU CHARBON DE BOIS.

I. *Gangrène.*

Efficacité anti-gangréneuse des propriétés désinfectante, conservatrice, absorbante, anti-septique et tonique.

Observation. L. B., curé de campagne, affecté d'hémorrhoïdes, ayant marché plusieurs jours de suite, ses hémorrhoïdes s'enflammèrent par cet exercice prolongé, l'inflammation devint vive et se termina par une gangrène, qui bientôt fit des progrès rapides. A ma première visite, le malade couché sur le dos, en plein délire, rendit fréquemment, en dévoiement, des matières noires très-fétides. La gangrène exhalait une odeur qui ne permettait point de rester dans l'appartement; les deux cuisses et les deux jambes étaient excessivement tuméfiées,

Placé sur un matelas, la face en dessous, pour bien découvrir toute l'étendue de ce terrible accident, je vis le contour de l'anus, les deux côtés des fesses, le périnée, le scrotum et les tégumens de la racine de la verge entièrement atteints. Pensant que le charbon devait être le moyen convenable pour arrêter promptement les progrès ultérieurs de cette gangrène et la borner aux parties déjà affectées, j'en fis pulvériser et tamiser sur-le-champ; j'humectai ce charbon pulvérisé suffisamment pour en faire une pâte molle, j'en couvris, au moyen d'une spatule, toutes les parties lésées; le charbon était recouvert de charpie et de compresses; il fallut renouveler le pansement toutes les fois que le malade était pris de dévoiement. Je m'aperçus bientôt du bon effet de ce nouveau moyen; la gangrène s'arrêta partout, les escarres se détachèrent; au fur et à mesure que j'en coupai les lambeaux, les chairs se présentèrent saines et vermeilles; les deux testicules restèrent comme disséqués et intacts, suspendus par leurs cordons, et la racine de la verge dépouillée de ses tégumens. Le pansement fut dès-lors fort simple; la fièvre se modéra, le délire cessa; et après vingt jours de soins, je pus le confier à un homme assez intelligent pour continuer les pansemens. Au bout de peu de temps il se rétablit parfaitement. Cette première épreuve de l'effet du charbon contre la gangrène date de 1801. Je n'avais jamais entendu dire ou eu connoissance, en aucune manière, qu'il eût été employé ou proposé dans ce cas.

II. *Douleurs lancinantes et déchirantes du cancer ulcéré au sein.*

Propriétés spécialement calmante, désinfectante et conservatrice.

Observation. Consulté en 1802 par M....., femme de cultivateur, portant au sein gauche un cancer profondément ulcéré dans une circonférence de vingt-trois pouces au moins, l'atrocité des douleurs qu'elle éprouvait la privait de sommeil et de toute espèce de repos; une fièvre intense la consumait: l'ulcère portait une odeur infecte, difficile à supporter. Aucun moyen connu ne m'offrit un espoir fondé, l'opération même était contre-indiquée. La hardiesse du savant professeur Richerand seule eût pu la tenter: il eût fallu, comme il l'a fait dans un cas semblable, enlever jusqu'aux portions osseuses de plusieurs côtes subjacentes, et mettre même à découvert le cœur. Une si belle opération n'avait pas encore paru dans les fastes de la chirurgie; elle était réservée à la conception de l'homme illustre qui l'a exécutée avec autant d'habileté que de talent.

Le succès inatt ndu que j'avais obtenu de l'emploi du charbon de bois contre la gangrène et sa fétidité particulière, me suggéra l'idée de l'employer encore de même sur cet affreux ulcère. Sa première application procura à la malade du calme, du repos et du sommeil, effets inappréciables pour elle et surprenans pour moi; la fétidité, sensiblement diminuée, ne se laissa presque plus apercevoir au pansement suivant. Encouragé par ce résultat, je continuai mes applications deux fois par jour : à chaque pansement l'ulcère était lavé avec de l'eau tiède au moyen d'une seringue à injections; la matière était doucement absorbée avec de la charpie mollette, et le charbon pulvérisé, humecté et réduit en pâte, appliqué bien épais sur l'ulcère à l'aide d'une spatule. L'intervalle de chaque pansement fut un temps de repos et de calme parfait; l'absence de toute douleur permit à la malade de se livrer à un sommeil tranquille, et depuis long-temps étranger pour elle. Chaque levée d'appareil fit apercevoir un changement notable dans le caractère de l'ulcère : ses points les plus hideux se détergèrent; le pus, sanieux, ichoreux et fétide, en perdant son acrimonie et sa qualité irritante, devint blanc, épais et de meilleure qualité. Les cavités les plus profondes se remplirent; la surface anfractueuse changea de forme; les chairs, d'un brun livide, devinrent vermeilles; les bords, moins épais, moins élevés et moins renversés, se rapprochèrent; toute l'étendue de l'ulcère était réduite d'un tiers; des douleurs aiguës il ne restait que le souvenir, lorsqu'une absence de quinze jours de sa maison, et les soins d'un ménage, ou peut-être des raisons d'économie, vinrent tourmenter la malade, et la déterminèrent à retourner à la campagne. Les pansemens alors abandonnés, l'ulcère reprit ses premiers caractères: la douleur revint, la fièvre reprit de l'intensité, et la malade finit, après un certain laps de temps, par succomber. En continuant le même remède et la même manière de panser ce sein cancéreux, la malade aurait-elle vécu plus long-temps sans souffrir extrêmement? Tout porte à le croire. La guérison aurait-elle pu en résulter? C'est ce qu'aucune raison ne saurait admettre, quoiqu'il fût difficile de ne pas désirer une plus longue épreuve.

Cette observation tend à prouver l'avantage

inappréciable qu'a le charbon de calmer les souffrances horribles du cancer ulcéré, et ne permet nullement de lui contester cette propriété.

L'impossibilité d'expliquer un phénomène permet-elle de s'élever contre son existence? Pour ne pas savoir expliquer ce que l'on ne conçoit pas, cela détruirait-il les faits recueillis par l'observation?

III. *Goutte.*

Le meilleur anti-goutteux par sa vertu calmante et la nature de ses élémens.

Observation. Ayant été long-temps en proie aux douleurs les plus aiguës de goutte, et les ayant éprouvées successivement dans toutes les parties du corps, de la tête aux pieds, au cuir chevelu, le long du cou, aux épaules, aux bras, aux parties antérieures et postérieures de la poitrine, aux lombes, au sacrum, aux hanches, aux cuisses, aux pieds, tantôt à une partie, tantôt à plusieurs à-la-fois, je ne croyais plus pouvoir relever, lorsque je vins à aviser aux moyens les plus propres à calmer mes souffrances; je ne vis d'autre salut que dans la propriété calmante que je connaissais au charbon. En lui accordant toute ma confiance j'obtins un soulagement marqué, et en persévérant dans ses applications sur les parties affectés, je réussis à faire disparaître les douleurs auxquelles j'étais livré. Partout où elles reparaissaient, les applications furent renouvelées. L'usage intérieur du charbon fut joint aux applications à l'extérieur.

Avancer que les douleurs dissipées une fois dans une partie l'aient été pour toujours, et ne soient plus revenues, serait en imposer; et les douleurs à peine diminuées ou dissipées dans une partie vinrent se manifester dans une autre pour reparaître plusieurs fois dans la même; mais à force d'être dissipées si souvent elles le furent sans retour, et toutes les parties soulagées à-la-fois le sont déjà depuis plus de dix ans.

Le caractère de l'affection ne put nullement paraître douteux : sa mobilité, son siége aux gros orteils; sa tumeur et sa rougeur étendues aux deux pieds, le prouvèrent évidemment.

La trop grande perte de carbone et d'hydrogène qu'éprouve chez quelques individus la matière nutritive, dans les combinaisons intestinales, pulmonaires et cutanées, laisse prédominer l'azote dans cette matière, donne lieu à sa trop grande animalisation, et conséquemment à un excès de produits phosphoriques qui se portent presque toujours sur les parties blanches avec lesquelles ils ont, à ce qu'il paraît, une plus grande affinité, y occasionent l'irritation, l'affluence des humeurs, et cette phlegmasie mobile qui constitue la goutte proprement dite.

L'indication précise dans le traitement de la goutte est donc d'empêcher l'azote de prédominer dans la matière nutritive de nos parties, et de rétablir l'équilibre et les justes proportions entre ce principe et ceux qui les composent; ce qu'on obtient infailliblement par l'augmentation du carbone, de l'oxigène et de l'hydrogène qui, réunis, forment les principes constituans de notre être.

Le charbon humecté avec l'eau bouillante et l'alcohol, et appliqué sur la surface cutanée, il se fait une combinaison de l'oxigène contenu dans l'eau avec le carbone, et de l'alcohol avec son hydrogène; le mélange de ces gaz, étendu par l'eau et l'alcohol, est absorbé par les vaisseaux lymphatiques du système cutané, et porté à toutes les parties du corps, en cédant son carbone et son oxigène à la matière nutritive; il empêche l'azote d'y prédominer, et prévient par là la trop grande animalisation de cette matière;

et en conséquence l'excès dans la production des sels phosphoriques. Il neutralise leur action, facilite leur excrétion, en les divisant et les atténuant, en purifie la lymphe, donne plus de ton et de ressort aux vaisseaux de ce liquide et à tous les systèmes en général.

Il les fortifie sensiblement, mais très-particulièrement les nerveux et musculaire, éloigne toute influence débilitante, excite la digestion, favorise les sécrétions et la perspiration, diminue la pléthore lymphatique par sa puissante propriété absorbante, et détermine l'excrétion abondante des fluides séreux afflués vers la partie irritée, contribue à la terminaison par résolution des phlegmasies produites par l'irritation des molécules phosphoriques accumulées.

Il est lui-même décomposé dans le système qu'il a pénétré; ce qui permet son emploi sagement continué.

Employé comme il convient, même pendant long-temps avec certains intervalles, il n'est nullement à craindre; ses effets sont toujours salutaires. Il entretient la santé et la fortifie.

Il n'a point, comme d'autres moyens curatifs, l'inconvénient d'affaiblir les parties, de produire la douleur, ni de provoquer, par ces effets, les accès de goutte; sa propriété est de produire, dans tous les cas, des effets absolument contraires : il calme la douleur, rétablit l'action musculaire, et éloigne de plus en plus les paroxysmes de cette maladie. Il peut être le spécifique des affections goutteuses, récentes surtout. Il réunit pour cela toutes les qualités et conditions exigées. Nul ne voudra, je pense, le considérer comme empirique.

De la manière de l'appliquer dépend son succès.

Mode de sa préparation et de son application à l'extérieur.

Cette application exigeant que le malade soit au lit, se fait seulement le soir en se couchant si l'on peut vaquer, le jour, à ses affaires.

On place sur un réchaud, ou sur un peu de charbon allumé, une petite cafetière avec un mélange de parties égales d'eau et d'alcohol, quantités suffisantes, trois onces et demie de chaque. On couvre ce vase de son couvercle; on laisse le mélange entrer en ébullition (1).

On verse aussitôt ce mélange tout bouillant,

(1) Pendant que le mélange est sur le feu, on doit le veiller et l'empêcher de prendre feu.

dans un bol ou vase, contenant une quantité proportionnée de charbon en poudre, quatre onces, qu'on délaie promptement avec une cuiller en bois, et que l'on étend aussitôt avec une large spatule également en bois, en consistance de cataplasme (1), et de l'épaisseur d'un petit doigt, sur un morceau d'une demi-aune de canevas fin et bien clair, dont on ploie par-dessus les quatre côtés (2).

La poudre de charbon, pour bien prendre la consistance du cataplasme, ne doit pas être plus délayée qu'il ne faut, mais assez humectée pour bien se lier et pouvoir être étendue sur le canevas, sans qu'elle se pelotonne et se sépare par trop de sécheresse; la trop grande humidité l'expose à se refroidir trop vite, et par là à ne pas produire les effets salutaires qu'elle promettait.

Ce cataplasme ainsi préparé est posé incontinent, et le plus chaud possible, par le côté simple du canevas, sur la partie souffrante, recouvert de deux compresses d'étoffe, épaisses, assez grandes et bien chauffées, d'une serviette

(1) Le bois contribuant moins au refroidissement que le métal, on doit lui donner la préférence.

(2) Il est utile de préparer ce cataplasme sur une petite planche portative.

ployée, également chauffée ; le tout maintenu par un bandage convenable, et garni le plus possible d'étoffes chaudes (1).

Le même cataplasme doit rester appliqué pendant sept à huit heures consécutives, à moins qu'avant ce temps il se soit refroidi au point d'obliger à le relever. Dès ce moment il faut l'enlever de la partie, le froid et l'humidité étant contraires à ses bons effets.

A la levée du cataplasme on essuie aussitôt la partie avec un linge un peu chauffé, et on la recouvre promptement avec une laine ou flanelle.

La réapplication du cataplasme doit être faite une fois toutes les vingt-quatre heures ; un intervalle de quarante-huit heures peut être quelquefois nécessaire.

La même poudre pour le cataplasme ne peut servir qu'une fois. Il en faut de nouvelle pour chaque pansement, et on ne doit en préparer à-la-fois que ce qui est nécessaire.

(1) La petite planche, les pièces de moleton, de flanelle ou de drap, et les linges destinés au pansement, doivent être chauffés en même temps, à côté du réchaud ou sur une chaufferette.

Tout doit être préparé d'avance pour faciliter la promptitude du pansement.

Le traitement exige qu'il soit continué avec constance; les saisons les moins froides lui sont les plus avantageuses.

Précautions accessoires.

Les fournitures de lit en contact avec le cataplasme doivent être d'avance garanties de l'humidité, au moyen de nappes ou de draps pliés en plusieurs doubles.

Les mêmes linges peuvent servir plusieurs fois, pourvu qu'ils soient bien desséchés.

Expérience tendant à prouver que l'eau et l'alcohol enlèvent au charbon ses propriétés et ses principes, et le rendent impropre à la combustion, autrement dit incombustible.

Procédé.

℞ Charbon en poudre. . . .	demi-livre.
Alcohol rectifié.	deux livres.
Eau pure.	deux livres.

Mettez le charbon dans un flacon bouché à l'émeri, versez dessus la quantité d'alcohol en bouchant bien le flacon. Agitez le mélange, laissez infuser pendant cinq ou six jours, décantez l'alcohol.

Versez sur le résidu deux livres d'eau bouillante; bouchez le flacon, agitez le mélange, laissez macérer pendant trois ou quatre jours, décantez l'eau.

Retirez le résidu du charbon, faites-le dessécher, placez-le sec sur du charbon bien ardent, il restera incombustible, et ne s'allumera même pas au moyen du soufflet.

Le charbon, dans cette expérience, cède son hydrogène carboné à l'alcohol et se combine avec l'oxigène contenu dans l'eau.

L'alcohol ainsi carbonisé et mêlé à l'eau qui a servi à laver le charbon, peut être employé en frictions avec des flanelles chauffées, dans les douleurs de goutte et de rhumatisme.

Mode d'Administration à l'intérieur.

Le charbon pulvérisé, mêlé avec les deux tiers de son poids de sirop pur, cuit à la plume, pilé suffisamment pour former une masse pilulaire, réduit en pilules de douze grains, que l'on roule dans de la poudre de réglisse, et pris intérieurement, tous les matins immédiatement avant le déjeûner, est le traitement accessoire aux applications extérieures.

La dose de ces pilules est de quatre par jour;

on peut les prendre avec un peu d'eau sucrée, ou simplement de l'eau pure. Si on les prend plus facilement sans eau, on en prend, avant ou après, une gorgée ou deux, seulement pour les humecter.

L'emploi continuel de ces pilules donne des forces et un grand appétit, entretient la santé, et cette dose, même un peu augmentée ne peut avoir aucun inconvénient; une expérience de huit années constate évidemment nos conclusions.

Pendant les accès de douleurs aiguës et le temps de l'inflammation, la diète et les adoucissans sont toujours indispensables.

Dans l'intervalle des paroxysmes, un régime nourrissant, l'usage du vin de Bordeaux, même pur, aux repas, sont, d'après ce traitement, plus convenables à la maladie que préjudiciables.

L'eau-de-vie et les liqueurs alcoholiques, sous tous les rapports contraires, n'en admettent qu'un usage rare et très-modéré.

Les sages lois de l'hygiène, qui sont faites pour être toujours observées, doivent trouver leur place ici comme dans le traitement de toutes les autres maladies.

RÉFLEXIONS.

Par son mélange avec le soufre et le salpêtre, le charbon est connu par le mal qu'il a fait; son mélange avec l'eau et l'alcohol, par le bien qu'il fera, lui assignera le premier rang parmi les remèdes les plus salutaires.

S'il a souvent contribué à la destruction, pourquoi n'aurait-il pas aussi des propriétés utiles à la conservation? ne l'a-t-on pas souvent employé avec succès dans des cas d'empoisonnement par des substances métalliques? comment s'étonner qu'il ait d'autres propriétés que celles qu'on lui a déjà reconnues? Si l'on ne s'étonne plus autant aujourd'hui des effets qu'il produit par son mélange avec le soufre et le salpêtre, on ne sera guère plus surpris des avantages qui résultent de ses combinaisons avec d'autres substances.

Jusqu'à ce que l'on ait trouvé un meilleur moyen pour former de la poudre à canon, les puissances l'emploieront dans leurs fabriques; et jusqu'à ce que l'on ait trouvé un meilleur spécifique contre la goutte, je le conseillerai aux malheureux affectés de cette maladie.

Quand on est fort de l'expérience, on ne craint point le démenti.

Les propriétés du charbon sont fondées sur sa

nature même et sur celle de la goutte : son action sur les causes de cette maladie n'est point douteuse. Ce moyen salutaire se trouvait tous les jours dans nos mains, pendant qu'on le cherchait au loin et en vain depuis long-temps.

IV. *Rhumatismes chroniques.*

Il est efficace dans les rhumatismes chroniques; peut dans beaucoup de cas remplacer les eaux minérales et dispenser de vésicatoires suppurans ou volans.

V. *Atonie des systèmes nerveux et musculaire.*

Tonicité propre et spécifique.

Appliqué extérieurement, ou pris intérieurement, il fortifie tous les systèmes, et en particulier les nerveux et musculaire; aucune des observations recueillies n'en permet le doute.

VI. *Suites malheureuses de l'onanisme; pertes involontaires de la liqueur séminale; pollutions nocturnes; consomption dorsale.*

Vertus spécifiques : calmante de la sensibilité nerveuse et de l'irritabilité musculaire, et tonique au suprême degré.

Affaiblissement de l'organe visuel.

Action particulière sur les nerfs optiques.

Observation. L. M., âgé de vingt-cinq ans, ayant, faute de connaissance des suites malheureuses de l'onanisme, contracté et poussé à l'excès, dès l'âge de treize à quatorze ans, le vice de la masturbation, s'aperçut, mais trop tard, du mal qui en résultait, et il se proposa de renoncer à cette honteuse faiblesse.

Cet abandon fut alors suivi de pollutions nocturnes, fréquemment deux et trois fois par nuit. Le moyen de les prévenir ne se trouva plus dans le pouvoir du jeune malheureux. Il n'osa plus se livrer au sommeil, qui lui était nécessaire pour réparer la grande perte de ses forces; à peine avait-il cessé de résister à ce besoin pressant, qu'il était réveillé par de nouvelles pertes. Les jours se passaient dans l'accablement et la tristesse; la nuit était toujours redoutée. Celle qui succédait rétablissait rarement les forces. La faiblesse devint générale : l'organe visuel supportait avec peine la clarté du jour, et les rayons du soleil l'excitaient au larmoiement; l'assoupissement était continuel, le jour était plutôt un temps d'inaction que de travail. La faiblesse augmenta et le relâchement des organes locomoteurs devint excessif. La liqueur séminale dissipée pendant le sommeil ne pouvait plus être retenue le jour : les vésicules séminales pressées par les moindres efforts en allant à la garde-robe, laissaient échapper ce fluide. L'indifférence, l'insouciance, la tristesse, la mélancolie, le dépérissement, le désespoir et le penchant au suicide se réunirent à-la-fois.

Les alimens n'étaient plus réparateurs; une nourriture succulente excitait et assurait les pertes; on menait une vie languissante : le beau sexe n'éveillait que des regrets. Depuis une dixaine d'années on traînait comme un fardeau la vie la plus malheureuse. Les plus grands ménagemens, la sobriété, les immersions dans l'eau froide, le quinquina, les astringens, et beaucoup de moyens semblables tour-à-tour employés, n'avaient produit que peu d'effets. L'indication était évidente ; mais la médecine ne connaissait point de moyen assez puissant et d'une tonicité particulière à ce genre d'affection. L'expérience m'avait favorisé à cet égard : l'emploi que j'avais déjà fait, dans divers cas, du charbon, m'avait permis d'observer ses propriétés éminemment tonique et calmante de l'irritabilité et de la sensibilité nerveuse.

La faiblesse générale dépendait de celle des organes de la génération, l'irritabilité des muscles érecteurs n'avait plus de mesure. La première indication était de diminuer l'irritabilité de ces parties, et de les relever de leur état d'abattement en leur donnant peu-à-peu les forces nécessaires.

Le charbon me parut réunir ces propriétés : il fut appliqué sur le périnée, immédiatement sur les agens dissipateurs. Sa force tonique s'y fit apercevoir presqu'aussitôt, se communiqua de proche en proche, à tout le système auquel ils appartiennent, qui se trouva ranimé comme par une étincelle électrique, et relevé de son abattement.

Toute l'économie reprit une nouvelle vigueur. Le sommeil très-paisible qui est toujours la suite instantanée de l'application du charbon sur le corps, laissa passer la nuit sans trouble. Le réveil fut un moment de joie, le courage revint avec les forces. Les applications furent continuées, tantôt tous les jours, tantôt de deux ou trois jours l'un; l'administration du charbon à l'intérieur fut jointe aux applications à l'extérieur. La perte de la liqueur séminale, d'abord plus rare et moindre, permit l'accroissement des forces. Un bon régime devint réparateur. Les organes génitaux se trouvèrent corroborés avec toutes les parties du corps.

Les nerfs optiques revivifiés par le système auquel ils appartiennent, l'organe visuel put encore une fois supporter la clarté du jour. Les rayons brillans du soleil ne l'obligèrent plus à larmoyer. Sa fonction s'exécuta pleinement.

La digestion et la nutrition devinrent plus actives; le sang, fluide et pâle, prit la couleur et la consistance d'un sang riche. La liqueur séminale, trop fluide et impropre à la reproduction, eut sa consistance naturelle et sa qualité propre à la fécondation. Les efforts pour aller à la garderobe ne l'exprimaient plus de ses vésicules. Les pollutions nocturnes n'eurent plus lieu; l'emploi un peu prolongé du moyen curatif en prévint le retour. Le sommeil ne fut plus interrompu, et la santé rétablie se consolida : l'individu en jouit pleinement dans sa cinquante-sixième année.

Cette observation ne laisse aucun doute de

l'action du charbon sur les systèmes nerveux et musculaire, et même sur toute l'économie.

VII. *Anaphrodisie.*

Tonicité puissante et particulière.

En rendant aux parties génitales leur ton perdu, il rétablit l'homme devenu impropre à la génération par suite de l'onanisme et de l'abus prématuré des plaisirs.

VIII. *Perte de consistance, ou fluidité contre nature de la liqueur séminale.*

Vertu prolifique.

Il rend à la liqueur séminale sa consistance perdue par une trop grande dissipation, et par là sa qualité propre à la fécondation.

IX. *Suppression et rétention des menstrues.*

Propriété emménagogue puissante du charbon employé dans le bain chaud ordinaire.

Observation. F. S., âgée de cinquante-quatre ans, n'étant plus réglée depuis au moins six ans, fut mise par mes conseils, pour cause de douleurs rhumatismales, dans un bain chaud ordinaire avec addition de charbon en poudre, une livre et demie, macéré auparavant dans trois pintes d'eau, et chauffé presque jusqu'au degré d'ébullition à l'instant de son mélange avec le bain.

L'effet du charbon fut le soulagement des douleurs rhumatismales, et la nouvelle apparition des règles supprimées depuis six ans.

Le même événement eut lieu chez une personne d'une vingtaine d'années qui fut mise dans un même bain pour toute autre cause; ses règles qui n'étaient passées que depuis à-peu-près quinze jours, revinrent subitement et extraordinairement après le bain.

X. *Faiblesse de l'ouïe et dureté d'oreille.*

Action particulière sur le nerf acoustique ; ouïe fortifiée et dureté d'oreille dissipée.

Amaurose, goutte sereine ou perte totale mais récente de la vue.

Action sur les nerfs optiques ; propriété spécifique particulière.

Douleur invétérée.

Propriété spécifique particulière.

Observation. L. V., baissé dans une cheminée, en se relevant brusquement se frappa le derrière de la tête, région occipitale, violemment contre le manteau de cette cheminée, et fut étourdi du coup. La douleur fut forte et persista. L'oreille droite devint dure, au point qu'on était obligé de répéter ce qu'on lui disait.

La vue s'affaiblit sensiblement et se troubla parfois par l'application au travail, le soir surtout ; après la fatigue du jour le blessé se voyait forcé de passer les doigts plusieurs fois sur les paupières pour rétablir sa vue presqu'éteinte.

Depuis six ans déjà il était dans cet état, lorsque tout-à-coup, marchant à la brune de la nuit, sa vue se troubla et se perdit entièrement dans l'espace de dix minutes.

Il fallut se diriger en aveugle vers le logis. La circonstance qui fit que l'on n'eut point les médecins appelés, me fit demander à onze heures du soir; la goutte sereine fut facile à reconnaître. Une lumière présentée aux deux yeux ne fut nullement aperçue. L'amaurose était récente, mais très-parfaite. Le clignotement des paupières était vif. Le malheureux était père de famille, ébéniste de profession, et désolé de son accident.

Le moyen dont mon expérience m'avait déjà fait apprécier les propriétés, n'avait pas encore été employé dans ce cas; mais il m'inspira heureusement une telle confiance que je résolus de l'appliquer sur une partie du corps où les nerfs optiques eussent pu en recevoir et éprouver les effets: c'était le charbon, auquel j'ajoutai, tout bouillant, l'eau et l'alcohol en parties égales, pour le rendre plus actif et lui donner la consistance d'un cataplasme. Il fut étendu sur un canevas très-clair, promptement recouvert par les côtés de la même pièce, et appliqué très-chaud sur la nuque, lieu de communication facile avec les nerfs optiques.

Pour en conserver long-temps la chaleur, ce cataplasme fut recouvert de plusieurs compresses d'étoffes en laine bien chauffées, et maintenues par des serviettes en scapulaires et en bandage de corps. Ce pansement fut renouvelé deux fois par jour pendant une huitaine.

Les premiers effets sensibles de cette application furent la diminution de la douleur qui existait depuis six ans à l'occiput par le coup reçu, et de celle qui vint occuper les régions frontale et sus-orbitaire à la suite de l'amaurose, leur disparition et celle de la dureté d'oreille provenant du même coup du manteau de la cheminée.

Le rétablissement de la vue, quoique point sensible le premier jour, se fit sentir; dès le deuxième un nuage bien épais se fit comme entrevoir, mais cependant ne permit encore à personne de se flatter. Le troisième jour, il parut un peu blanc; le quatrième un peu plus, et une lueur d'espoir donna quelques consolations. Le cinquième, le petit nuage blanc devint un peu plus clair. Le sixième, on commença à distinguer de très-près les couleurs et les objets. Le septième on reconnut les assistans et on jouit d'un plaisir inconnu. Le huitième, la vue claire et forte couronna mon entreprise. La guérison fut parfaite.

Une particularité remarquable de cette cure et faite pour supprendre, est la disparition de la dureté de l'oreille droite, et celle de la douleur à l'occiput par l'unique et même moyen qui a produit la guérison de l'amaurose. Depuis, il y a quatre ans, la personne sur laquelle nous avons fait cette expérience n'a jamais éprouvé le moindre affaiblissement de la vue.

Cette épreuve a été répétée, peu de temps après, sur un autre individu. Les circonstances n'étaient plus les mêmes: il était serrurier en cuivre, obligé de limer continuellement ce métal et d'en fixer le brillant.

L'amaurose existait, mais n'était pas parfaite. Un nuage blanc empêchait de distinguer les objets. La personne en question ne voyait que double et d'une manière confuse. Elle était dans cet état depuis huit jours, et avait déjà employé plusieurs moyens qui lui avaient été indiqués.

La première application du charbon lui fit voir clair dès le lendemain au matin, au point de bien distinguer tous les objets. Les applications furent répétées seulement pendant quelques jours pour assurer la guérison.

XI. *Paralysie.*

Propriété tonique bien apparente.

Observation. Il a produit de bons effets dans certaines paralysies.

XII. *Léthargie.*

Propriété spécifique; somnifère susceptible de changer le sommeil contre nature en sommeil naturel, et de l'interrompre par sa tonicité électrique.

Observation. L. M., frappé d'une léthargie qui durait depuis six jours, offrait à ma visite l'image parfaite de la mort : les paupières closes et les mâchoires serrées. La souplesse des membres, l'absence du froid et un pouls peu sensible seuls empêchèrent de croire qu'il ne le fût réellement. La respiration était imperceptible, et ne ternissait point la glace placée devant la bouche. Le membre que l'on laissait tomber après l'avoir soulevé restait dans la position reçue par sa chute.

Toujours désireux de découvrir de nouvelles propriétés au charbon, je le soumis à une nouvelle épreuve ; un moyen aussi actif qui m'avait fait connaître ses effets merveilleux sur le système nerveux, ne devait pas être oublié dans la léthargie. Son application devait changer l'état du sommeil, de léthargique qu'il était, en sommeil naturel, et par suite opérer le réveil du prétendu mort. C'est précisément ce qui arriva : l'application fut faite, dans l'après-midi, sur la nuque, place sympathique de l'encéphale ; le léthargique resta dans le même état jusqu'au lendemain, trois heures après-midi ; cependant je remarquai dès le matin un changement dans les pulsations de l'artère, qui me permit de prédire et d'espérer sous peu d'heures quelque changement dans l'état du malade.

L'intérêt que j'y pris me fit revenir le visiter à-peu-près à la même heure ; j'arrivai avec l'intention de renouveler mon application, lorsqu'approchant de la maison, j'aperçus sur sa porte du monde qui me prévint par des signes de joie que mon malade allait mieux. En effet, il était sur son séant dans son lit, bien gai, causant, riant, et mangeant un potage avec très-bon appétit. Ce n'était pas ce qui étonna le plus; c'était une véritable résurrection.

Je réitérai pendant quelques jours les applications, et la guérison fut complète.

L'action du charbon sur le système nerveux se reconnaît encore dans cette observation comme dans les précédentes.

Observation. L'individu était d'un tempérament mélancolique et atteint d'une aliénation mentale. Depuis son réveil de son sommeil léthargique, et pendant qu'il fut soumis aux applications du charbon, je ne me suis aperçu d'aucune absence d'esprit. Il m'a répondu toujours sainement à toutes les questions que j'ai pu lui faire, et il a constamment raisonné en homme bien sensé; il était seulement un peu taciturne, et comme absorbé dans ses réflexions. Il souriait à propos, et observait les civilités d'usage.

Comme il était habitant de la campagne, et à sept lieues de mon domicile, je ne le revis plus, ni personne qui eût pu depuis me donner de ses nouvelles.

XIII. *Folie.*

Manière d'agir sur le système nerveux en général et en particulier, et sur le cerveau même.

Observation. Le charbon appliqué sur la nuque mérite d'être éprouvé contre la folie; sa manière d'agir sur le système nerveux en général et en particulier, et sur le cerveau même, me donne les plus hautes espérances pour une entreprise de cette nature. J'eusse désiré avoir les occasions d'en faire l'épreuve. La personne qui m'a fourni l'observation précédente a paru s'en trouver bien.

XIV. *Tétanos.*

Meilleur calmant de la sensibilité nerveuse et de l'irritabilité musculaire; action sur la moelle épinière et sur les muscles de cette colonne; somnifère plus puissant que l'opium, sans aucun de ses inconvéniens.

Observation. Le charbon étant un somnifère plus puissant que l'opium, sans avoir aucun de ses inconvéniens, et meilleur calmant de la sensibilité nerveuse et de l'irritabilité musculaire que tous les antispasmodiques connus, doit nécessairement convenir dans le tétanos.

Appliqué sur la surface cutanée, sur la nuque, ou sur quelque région de la colonne épinière que ce soit, agissant de cette manière immédiatement sur les nerfs de la moelle épinière et sur les muscles qui agissent sur cette colonne, il doit donner les résultats les plus surprenans de son emploi contre cette terrible affection.

Avant que je ne connusse toutes les propriétés du charbon, j'ai eu l'avantage de guérir du tétanos par des moyens appropriés aux causes qui l'avaient produit. Je n'ai pas eu occasion depuis de faire l'épreuve de son emploi bien indiqué; mais la conviction intime d'une réussite me ferait saisir la première avec le plus grand empressement.

Ayant la certitude de ses propriétés convenables, il m'appartient de les signaler à l'attention des médecins capables de les mettre en usage, non seulement dans les affections dans lesquelles je les ai désignées comme constatées, mais encore dans toutes les névroses ou névralgies non éprouvées.

XV. *Chute du rectum par relâchement ou faiblesse de cet intestin et celle du sphincter de l'anus.*

Tonicité et efficacité particulières.

XVI. *Incontinence d'urine par faiblesse du sphincter du col de la vessie.*

Ressource nouvelle.

Observation. Appliqué sur le périnée, il est d'une ressource nouvelle dans l'incontinence d'urine par faiblesse du sphincter du col de la vessie.

XVII. *Profluvia ou diarrhées séreuses exorbitantes.*

Propriétés calmante, tonique et efficace.

Observation. Un militaire voyageant par étapes, atteint d'une diarrhée séreuse excessive, me consulta sur ce qu'il eût à employer dans le cas où il se trouvait; il ne pouvait point séjourner : sa diarrhée n'étant point accompagnée de tranchées, je lui prescrivis huit pilules de charbon de six grains, et le lendemain matin il se trouva parfaitement guéri.

Le charbon ne conviendrait point, par exemple, dans les dyssenteries, où la membrane muqueuse du canal intestinal est toujours plus ou moins enflammée.

XVIII.

Somnifère par administration à l'intérieur, mais plus par application à l'extérieur.

Observation. Appliqué sur la nuque, sur le dos, sur les lombes, sur le sacrum, sur l'épaule, sur le bras, sur la hanche, sur la cuisse, sur le pied, sur quelque partie enfin du corps que ce soit, son effet instantané est le sommeil le plus paisible.

XIX.

Grand réfrigérant.

Observation. L'eau la plus bouillante mêlée au charbon perd instantanément sa chaleur ;

quelque promptitude que l'on puisse mettre dans le mélange, on peut rarement parvenir à l'appliquer bien chaud sur une partie. C'est pour cette raison qu'il faut y ajouter une partie égale d'alcohol, qui conserve un peu plus sa chaleur, se refroidit moins vite, et rend le charbon plus actif. La chaleur étant nécessaire au charbon pour bien produire ses effets, il faut employer toutes les précautions et toute la célérité possible dans les applications.

XX.

Astringent.

XXI. *Nodosités provenant de la goutte.*

Résolutif évident.

Observation. Dans la face interne de la main, dans les gaines des tendons, des muscles sublime et profond, des nodosités ont été dissipées avec la goutte, dans ma propre expérience.

XXII. *Coliques venteuses.*

Propriétés calmante, carminative et absorbante des gaz.

Observation. C., femme âgée de cinquante-cinq ans, sujette aux coliques venteuses, en était violemment atteinte; les douleurs d'entrailles étaient intolérables, l'estomac et les intestins en étaient déchirés, les éructations se faisaient avec un bruit épouvantable. Aucun moyen ne pouvait la calmer : la propriété absorbante des gaz, particulière au charbon, et celle d'apaiser les irritations, m'indiquèrent son emploi dans ce cas. Il fut ordonné et pris à la dose de quarante-huit grains, sous forme de pilules de six grains, et délayé dans l'estomac par une grande quantité d'eau sucrée bien chaude; la malade en fut soulagée et guérie comme par enchantement.

XXIII. *Faiblesse d'estomac.*

Propriété stomachique.

Ayant fait usage du charbon à l'intérieur, pendant tout le temps que je fus atteint de la goutte, et encore long-temps après sans besoin, l'espace de huit années, à la dose de trente grains au moins par jour, en quatre pilules, j'ai toujours éprouvé une force d'estomac susceptible de digérer tous les alimens, et l'appétit d'un vrai gastronome.

Il produit les bons effets du bicarbonate de soude ou des pastilles alcalines de M. Darcet.

XXIV. *Indigestion avec accidens de l'empoisonnement.*

Propriétés calmante et tonique.

Observation. Pris à l'intérieur, à haute dose, délayé dans du sirop pur, dans des indigestions accompagnées d'accidens de l'empoisonnement si pressans, qu'ils ne laissèrent point le temps de l'administrer sous forme de pilules, ces accidens furent toujours dissipés et suivis d'un grand calme dans peu de temps.

XXV. *Scorbut.*

Propriété tonique, remplaçant la propriété des végétaux frais, et le quinquina dans les voyages de long cours sur mer.

Observation. L'administration du charbon à l'intérieur est indiquée dans le scorbut; par ses propriétés, et la tonique particulièrement, elle peut l'emporter sur celle du quinquina, et en quelque sorte remplacer en mer celle des végétaux frais.

XXVI. *Hémorrhoïdes.*

Propriétés tonique, astringente, calmante et anti-hémorrhoïdale.

Observation. J. B. atteint de très-fortes hémorrhoïdes, en forme de choufleurs, et très-douloureuses, au point d'empêcher la marche, fut soulagé et guéri en huit jours, par l'application de la simple pâte faite avec le charbon en poudre et de l'eau en quantité proportionnée, et maintenue au moyen de la charpie, de compresses et d'un bandage convenable.

Le charbon est contre-indiqué, et ne conviendrait point dans les hémorrhoïdes enflammées.

XXVII. *Éruptions dartreuses; démangeaisons et picotemens douloureux.*

Propriété anti-herpétique.

Observation. M. C. âgé de soixante ans, atteint du vice hépatique, sujet à des éruptions dartreuses, à des démangeaisons insupportables, et parfois des picotemens douloureux et très-vifs, ayant fait usage de bains sulfureux sans succès, fut mis à l'usage de bains chauds ordinaires, avec addition d'une livre et demie de charbon pulvérisé, macéré dans trois pintes d'eau, et chauffé jusqu'au premier degré d'ébullition au moment du mélange.

Le résultat fut le soulagement des démangeaisons et des picotemens douloureux, l'éloignement et la diminution des éruptions.

Pour ajouter plus de fondement à la confiance à accorder aux propriétés indiquées du charbon, il ne serait peut-être pas inutile de retracer ici, encore en sa faveur, d'autres propriétés généralement connues, et en partie étrangères à la médecine; mais une telle énumération m'écartant de mon objet, je ne rapporterai que les remarques qui résultent des expériences faites à l'hôpital principal de la marine au port de Brest, l'année 1800, par ordre du gouvernement.

Propriétés du charbon déjà généralement connues.

Désinfecter et purifier les eaux corrompues.

Première observation. Des eaux conservées dans des barriques, à bord des vaisseaux qui avaient fait campagne, corrompues et très-infectes, filtrées par un tonneau à double fond troué, sur lequel était placé une couche de charbon et de tuffe grossièrement pulvérisé, ont passé claires et sans odeur.

Deuxième observation. Des eaux corrompues et infectes, dans lesquelles on avait fait macérer long-temps des cadavres, et passées par ce tonneau-filtre, en sont sorties claires, limpides et sans odeur.

Bonifier les viandes gâtées.

Observation. Des viandes gâtées, entourées de charbon, enveloppées d'un linge, légèrement bouillies et lavées, ont fait du bouillon sans odeur.

En donnant ici de la publicité à des propriétés inconnues et à des résultats importans, je ne consulte que mon devoir, et j'oublie la critique facile à laquelle s'exposent les innovateurs, surtout en médecine. Les avantages que j'ai tirés moi-même de ces propriétés, et ceux qu'en ont obtenus d'autres affligés, ne devaient point rester perdus pour l'humanité. Puissent-elles, entre les mains des médecins, recevoir encore plus d'importance et les mettre à même d'être utiles au malheur, là où ils étaient quelquefois réduits à gémir sur l'insuffisance et l'impuissance de la médecine!

FIN.

Observation. Des viandes gâtées, enfermées au charbon, enveloppées d'un linge, légèrement bouillies et lavées, ont fait du bouillon sans odeur.

En donnant ici de la publicité à des propriétés inconnues et à des résultats importans, je ne consulte que mon devoir, et j'oublie la critique facile à laquelle s'exposent les innovateurs, surtout en médecine. Les avantages que j'ai tirés moi-même de ces propriétés, et ceux qu'en ont obtenus d'autres affligés, ne devaient point rester perdus pour l'humanité! Puissent-elles, entre les mains des médecins, recevoir encore plus d'importance et les mettre à même d'être utiles au malheur, là où ils étaient quelquefois réduits à gémir sur l'insuffisance et l'impuissance de la médecine!

FIN.

On trouve chez le même Libraire :

ANNUAIRE MEDICO-CHIRURGICAL

OU

RÉPERTOIRE GÉNÉRAL DE CLINIQUE,

Se composant de *Notes*, d'*Analyses* ou d'*Extraits* de ce que tous les Journaux de Médecine renferment d'intéressant sous le rapport pratique; contenant un *Résumé* des travaux de l'Institut et de l'Académie royale de Médecine; et des *Notices Bibliographiques*, dans lesquelles on se borne à exposer le plan et les principales idées de l'Auteur, en s'attachant surtout à signaler ce que l'ouvrage contient de *neuf*.

Rédigé par le Docteur H. Caucanas,

Membre de plusieurs Sociétés Médicales;

Ouvrage très-utile aux Elèves en Médecine et en Chirurgie qui suivent la clinique des Hôpitaux, et aux Médecins, Chirurgiens et Officiers de Santé qui désirent se tenir au courant des progrès de la Médecine et de la Chirurgie pratiques.

Troisième Année. — 1828.

Prix : 8 fr. chaque année, et 9 fr. 50 c. franc de port (1).

SOUSCRIPTION.

(On ne paye rien d'avance.)

Plusieurs journaux de Médecine ont fait un éloge mérité de cet ouvrage; il serait trop long de les rapporter ici. Nous dirons seulement que l'*Annuaire Médico-Chirurgical*, dont la *première année* (1826) a paru en décembre dernier, obtient le succès le plus encourageant. Les nombreuses souscriptions qu'il a eues, et les demandes journalières qui nous arrivent des départemens et de l'étranger, prouvent d'une manière évidente le besoin qu'on avait, en médecine, d'un recueil qui offrît le tableau fidèle et complet des connaissances purement *pratiques* contenues dans les annales de la science, d'un ouvrage qui représentât toutes les nuances des différentes opinions des doctrines régnantes, d'un livre enfin qui ménageât le temps et la bourse du lecteur.

Notre *Répertoire général de Clinique* a, nous osons le croire, tous ces avantages. En effet, il se compose d'analyses ou d'extraits de tous les faits intéressans de pathologie et de thérapeutique qu'on trouve disséminés et confondus dans les écrits périodiques, parmi une foule d'objets étrangers, en quelque sorte, à la pratique de l'art. Il fait connaître les diverses méthodes de traitement, nouvelles et perfectionnées, et les observations qui les étayent, le tout classé par ordre d'analogies, ce qui met le praticien à même de juger sainement de leur mérite respectif et du fruit qu'il peut en retirer. Cet ouvrage, enfin, présente, dans un seul volume, autant de documens pratiques qu'en renferment les quarante ou cinquante volumes de journaux qui se publient par an en France.

L'*Annuaire Médico-Chirurgical* est divisé en deux parties : la première, consacrée à la clinique interne ou médicale; et la deuxième, à la clinique externe ou chirurgicale.

Une table analytique des matières, dressée par ordre alphabétique, donne la plus grande facilité pour trouver sur-le-champ les objets dont il est traité dans l'ouvrage.

Ce recueil annuel est composé d'un volume in-8°. de 35 à 40 feuilles d'impression.

Il se publie tous les ans au mois de février ou de mars, et rend compte des journaux publiés dans le cours de l'année écoulée.

Il est terminé par des Notices bibliographiques sur les ouvrages publiés dans l'année. La plus grande justice devant présider à un pareil travail, l'impartialité sera l'unique loi qui s'imposera la critique : en conséquence, MM. les Auteurs, Libraires et Editeurs qui désireront faire analyser leurs ouvrages, sont invités à en faire remettre *deux exemplaires* chez GABON, libraire-éditeur de l'*Annuaire*, à Paris, rue de l'Ecole-de-Médecine, n°. 10; à Montpellier, chez le même; CONDITION ABSOLUE pour qu'il en soit rendu compte.

---

(1) L'on est prié de se faire inscrire d'avance *(sans payer)*, le tirage de chaque année devant être proportionné au nombre des souscripteurs, lesquels, sans cette mesure, risqueraient d'avoir une collection incomplète.

IMPRIMERIE DE GUEFFIER,
RUE MAZARINE, N°. 23.

www.ingramcontent.com/pod-product-compliance
Ingram Content Group UK Ltd.
Pitfield, Milton Keynes, MK11 3LW, UK
UKHW031956260826
14628UKWH00005B/2088

9 782019 311155